I0708041

La Esofagectomía Guía Posoperatoria:

Preguntas y Respuestas

BART FRAZZITTA

authorHOUSE®

AuthorHouse™
1663 Liberty Drive
Bloomington, IN 47403
www.authorhouse.com
Teléfono: 833-262-8899

Publicada por AuthorHouse   04/05/2023

ISBN: 979-8-8230-0558-6 (tapa blanda)
ISBN: 979-8-8230-0559-3 (libro electrónico)

Número de Control de la Biblioteca del Congreso: 2023906787

Información sobre impresión disponible en la última página.

Este es un libro impreso en papel libre de ácido.

Esta guía va dedicada a todos aquellos pacientes que encontramos en nuestro recorrido a través de esta enfermedad. Esperamos deseosos que esta guía que ofrecemos sirva para que los pacientes que se van recuperando de esta cirugía puedan entender mejor su recorrido, les sea menos estresante y, sobre todo, les ayude a mejorar su calidad de vida.

Índice

3. DORMIR

23

Preguntas frecuentes

4. PROBLEMAS EMOCIONALES

29

Preguntas frecuentes

El propósito de esta guía es proporcionar información relacionada a los problemas que pueda enfrentar un paciente mientras se va recuperando de una cirugía de esofagectomía. Está destinado a ser un documento de calidad de vida y un punto de partida para que los pacientes y sus cuidadores puedan comprender mejor lo que el paciente esté experimentando. El paciente y su cuidadorpueden usar esta información en conversaciones con el médico del paciente para ayudar a determinar qué curso de acción debenseguir para manejar el asuntoque se presente. El paciente o su cuidador no deben actuar en base a ninguna información contenida en este documento sin consultar primero con su médico.

Nuestro agradecimiento a Bart Frazzitta, presidente de la Fundación para la Educación sobre el Cáncer de Esófago (ECEF por sus siglas en inglés) por compartir sus experiencias vividas como un paciente que ha recibido quimioterapias, radioterapias y que tuvo una cirugía de esofagectomía en el año 2000. Desde que se sometió a dicha cirugía, Bart ha hablado con muchos pacientes que fueron diagnosticados y que recibieron tratamiento para el cáncer de esófago, y se entregó a la tarea de preparar esta guía en base a tales conversaciones y a su propia experiencia.

Bart fue coautor del libro 100 preguntas y respuestas sobre el cáncer de esófago y le parece que esta guía cubrirá el resto de la información que todos los pacientes y cuidadores de cáncer de esófago deben tener a su alcance a medida que van recorriendo el proceso de su recuperación.

Además, queremos agradecer al Comité Asesor Médico de ECEF y a los miembros de su personal con especial reconocimiento a:

> Dr. Manjit Bains – Cirujano
> Dr. David Tom Cooke – Cirujano
> Dr. Raja Flores - Cirujano
> Dr. Hans Gerdes - Gastroenterólogo
> Dr. David Ilson – Médico Oncólogo
> Dr. Bernard Park – Cirujano
> Dr. Martin Karpeh – Cirujano
> Jessica Harvey-Taylor PA-C

También hacemos un reconocimiento a Letitia Sandrock, Sicóloga, por haber sido la fuerza impulsora que hizo frente a la mayor parte de las preguntas y respuestas del Capítulo de Problemas Emocionales de esta guía.

Por último, pero no por ello menos importante, queremos agradecer a la familia Verdi (Peggy, Rich, Zachary) y John "Popper" Keane (paciente de cáncer esofágico) por su ayuda en la elaboración de esta guía y por asistir en el proceso de formación y edición.

LOS PRIMEROS MESES DESPUÉS DE LA CIRUGÍA

"AL VOLVER A CASA"

"Tener una actitud positiva sobre la vida en general le ayudará en su proceso de recuperación"

En este primer capítulo abarcamos aquellos problemas que van a cubrir todos los aspectos en su proceso de recuperación, ya sea la nutrición, sueño, ejercicio, problemas emocionales y físicos que pueda tener durante los primeros meses de recuperación. Los primeros meses son extremadamente importantes para emprender el camino correcto y avanzar de manera positiva por esta parte de su esfuerzo rumbo a su recuperación.

Al salir del hospital deberá tener algún medicamento que su médico le haya recetado. Usted tendrá el medicamento en mano o una receta que deberá surtir de inmediato. Si cuando ingresó al hospital tomaba algún medicamento para una afección preexistente, hágaselo saber a su médico y pregúntele si debe continuar tomando ese medicamento. Debe hacer las preguntas necesarias sobre los nuevos medicamentos que le recetenpor su terapia y su cirugía y tenga pleno conocimiento de cada medicamento, para qué sirve y cómo debe tomarlo correctamente.

Si va a salir del hospital con una herida abierta, asegúrese de que se haya ordenado y programado un servicio de enfermería visitante para comenzar a monitorear esa herida.

Su cirujano deberá volverlo a ver dentro de poco tiempo para verificar que usted se va recuperando adecuadamente y sin complicaciones. Su cirujano trazará un curso de acción y el marco de tiempo para entregarlo a la atención de su médico regular o a su médico oncólogo. Si este plan no le queda claro, haga las preguntas necesarias para que este proceso quede claro en su mente.

Muchos pacientes, al saber que les están dando de alta quedan con la sensación de que su larga experiencia ha terminado y que ya pueden comenzar a relajarse. La realidad, sin embargo, es algo diferente y en muchos aspectos recién estará empezando otra etapa en su viaje hacia la recuperación. En este intervalo es sumamente importante concentrarse en su recuperación y mantener una actitud positiva y motivada conforme vaya introduciéndose en esta etapa. Su objetivo debe ser recuperar el 70% de su estado físicodentro de los primeros 2 o 3 meses después de volver a casa, a menos que se presente alguna `complicación, este sería un marco de tiempo realista que puede usar como objetivo.

El comer, dormir, el ejercicio, los problemas físicos y emocionales cumplirán una función en su proceso de recuperación. Poder reconocer cada circunstancia en particular, lograr entenderla y descubrir cómo hacerle frente de manera eficaz formará parte de su rutina diaria. Usted podría llegar a entender ciertos cambios en su cuerpo como una "normalidad diferente", hasta llegaría a saber por qué ocurren tales cambios y cómo los podrá manejar, o podría confrontarlos continuamente, aunque eso sería frustrante y contraproducente.

Cada una de las áreas mencionadas anteriormente cumplirá una función en su recuperación total y será de vital importancia que se concentre en cada área al punto de minimizar el problema relacionado y el impacto en su vida en la mayor medida posible.

Deberá continuar en casa la rutina de ejercicios de caminar, respirar y toser, que empezóen el hospital si tiene la intención de recuperarse rápidamente. Pronto descubrirá que tendrá que automotivarse más, pues ya no tendrá una enfermera que le recuerde que tiene que caminar, usar el respirador o hacer sus ejercicios de toser.

Se ha comprobado que el ejercicio tiene un profundo impacto en su proceso de recuperación y en su estado emocional. En un momento dado, puede llegar a notar que se habrá convertido en una "persona sedentaria". Si no quiere hacer ejercicio y a menudo se excusa diciendo que en ese momento se siente muy cansado, y que si hiciera ejercicio se sentiría aún más cansado, entenderá que de esa manera no haría nada. Ese círculo vicioso es completamente contraproducente para un paciente que se ha sometido a una cirugía, ya que el ejercicio ofrece una forma de mejorar varios aspectos en su proceso de recuperación.

El ejercicio mejorará su apetito, acelerará la curación de sus áreas operadas y disminuirá el dolor. También mejorará su capacidad pulmonar y su sensación general de estar en buen estado de salud.

A este punto, es fundamental controlar cuidadosamente su peso, el cual debe estar estable. Durante los primeros seis meses después del alta médica, deberá empezar a recuperar lentamente parte del peso perdido durante la terapia y la cirugía, en algunos casos, algunos pacientes que tenían sobrepeso antes del diagnóstico podrían no querer recuperar todo su peso. Es importante consultar con el nutricionista para determinar un peso adecuado como meta y trabajar hacia ese objetivo. Lo importante en este periodo es que el paciente, no siga perdiendo peso. Cualquier pérdida continua de peso requiere una intervención médica para determinar su causa y se debe implementar un plan de acción para revertir la pérdida de peso.

Problemas de ejercicio

Una de las actividades más importantes que definitivamente debe planear cumplir es hacer ejercicio. Durante los primeros meses de recuperación, el ejercicio le servirá de varias maneras. Le ayudará a sanar más pronto, recuperará su apetito más rápido, y tendrá un impacto positivo en su mente y en su capacidad de recuperarse en un tiempo más corto.

Debe consultar a su médico sobre el plan de ejercicios que debe seguir. En promedio, debería ser suficiente caminar 1½ millas, tres veces por semana a un ritmo que le dará un entrenamiento de tipo cardiovascular.

Para obtener más información sobre este tema consulte el capítulo sobre problemas físicos incluido en esta guía.

Temas de nutrición

Al salir del hospital tendrá dificultades para comer. Es muy probable que tenga un estómago más pequeño debido a que durante su cirugía es muy probable que le hayan retirado parte del estómago, aun así, necesitará la misma cantidad de calorías que consumía cuando tenía el estómago completo antes de la cirugía. La institución donde le estaban tratando podría enviarle un menú planificado para usar por un tiempo determinado al comenzar su proceso de recuperación. Debe adecuarse a la transición de líquidos, a blandos triturados a un menú completo de alimentos, ya que eso jugará un papel importante en su capacidad de alimentarseconforme vaya avanzando en su proceso de recuperación. Tendrá que consumir al menos 6 comidas al día con el fin de obtener la cantidad de calorías que necesita para mantener su peso. En efecto, dos desayunos, dos almuerzos y dos cenas. Lo que comía antes de la cirugía en una comida determinada ahora deberápartir por la mitad y comerla en dos sesiones. Lo más probable es que no tenga apetito cuando salga del hospital, por lo que tendrá que comer en horarios determinados, Por ejemplo, si antes de la cirugía almorzaba un sándwich, pártalo por la mitad y coma una mitad, digamos a las 12 del mediodía, y coma la otra mitad a las 2:00 PM. Puede hacer lo mismo en el desayuno y la cena.

Trate de no beber líquidos con sus comidas. Pues ahora su estómago estará reducido en tamaño y llenarlo con líquidos ocupará el lugar de las calorías que necesita para mantener su peso y no podrá conseguir estabilizar su peso, si bebe una gran cantidad de líquidos con sus comidas lo más probable sería que continúe perdiendo peso.

La forma correcta de avanzar hacia adelante es comer una dieta equilibrada con suficientes proteínas, carbohidratos y grasas que ayuden a su cuerpo a luchar contra cualquier problema que se pueda presentar.

Para obtener más información sobre este tema consulte el capítulo sobre nutrición incluido en esta guía.

Problemas para dormir

Uno de los procesos de una esofagectomía es retirar la válvula del esfínter, que está en la parte superior de su estómago. Esta válvula actúa como una cerradura y mantiene la comida en el estómago, y al no tenerla, sólo la gravedad evitaría que los alimentos regresen hacia el esófago y la garganta. Debido a esto, tendrá que dormir elevado en un ángulo de 30 a 40 grados, para evitar aspirar la comida, especialmente cuando duerma por la noche.

Para lograr el ángulo que se requiere para dormir deberá comprar una almohada inclinadaque eleve la parte superior de su cuerpo. Puede utilizar un cojín sobre la almohada inclinadaparaalcanzar mayor altura y comodidad. Para obtener más información sobre este tema consulte el capítulo sobre dormir incluido en esta guía.

Problemas emocionales

Las terapias y cirugías que usted ha sostenido hasta este momento han sido sin duda traumáticas. Si se mantiene en este ritmo, hace ejercicio, consume una dieta equilibrada y duerme lo suficiente tendrá muchas más posibilidades de no experimentar depresión posoperatoria.

En caso de llegar a sentirse deprimido, es importante que consulte a su médico de inmediato. La depresión se puede manifestar de varias formas las que generalmente se centran en la falta de motivación. Los pacientes se quejan de estar cansados, no quieren hacer ejercicio. A menudo piden que los dejen solos y pueden preferir sentarse frente a un televisor todo el día. Es posible que no coman adecuadamente diciendo que no tienen hambre.

Para obtener más información sobre este tema consulte el capítulo sobre problemas emocionales incluido en esta guía.

Problemas físicos

Cuando salga del hospital, es muy probable que reciba una receta para obtener medicamentos para el dolor que puede tomar según los necesite. Los medicamentos para el dolor pueden tener varios efectos secundarios, siendo el más común el estreñimiento, usted podrá resolver este problema usando ablandadores de heces y otros medicamentos de venta libre. La mejor manera de contrarrestar esto es dejar de tomar el medicamento para el dolor tan pronto como pueda tolerarlo. En ocasiones, un analgésico de venta libre será suficiente para el dolor que sienta y no tendrá los efectos secundarios indeseables. Como incentivo adicional, no podrá operar un vehículo motorizado mientras tome analgésicos narcóticos. Cuanto más antes retire el medicamento para el dolor, más pronto podrá comenzar a recuperar parte de la independencia que haya podido perder durante la terapia. Una de las condiciones es que mientras esté tomando medicamentos para el dolor, no podrá conducir un automóvil.

Mientras se recuperaba en el hospital, probablemente la enfermera le insistía que haga ejercicio, se levante y camine por el piso. En algunas instituciones le dicen cuántas vueltas alrededor del piso equivale a una milla y esperan que camine esa distancia todos los días que esté en el hospital.

Ese mismo régimen debe seguir siendo parte de su rutina diaria. Como se describe en otras áreas, el ejercicio acelerará su recuperación general, le ayudará a recuperar su apetito y mantendrá positiva su perspectiva mental.

Para obtener más información sobre este tema consulte el capítulo sobre cuestiones físicas incluido en esta guía.

Preguntas frecuentes

Hemos captado algunas preguntas y respuestas frecuentes. Le pedimos que consulte estas respuestas con su médico antes de implementarlas.

1. **¿Al salir del hospital volveré a casa con una sonda de alimentación, y de ser así, cómo debo cuidarla?**

   La decisión de colocar una sonda de alimentación generalmente se toma antes de la cirugía, y su cirujano a menudo le comentará si tiene la intención de colocársela durante su operación y le dirá la razón para hacerlo. Si se le coloca una sonda de alimentación durante o, en casos específicos, después de la cirugía, lo más probable es que vuelva a casa con ella. Dependiendo de qué tan bien esté su alimentación por vía oral después de la cirugía se podría determinar si se puede ordenar o no la alimentación por sonda. Se harán arreglos para que una enfermera visitante pueda ir a enseñarle a usted y a su familia a cuidar de la sonda y cómo manejar la alimentación por sonda si fuera necesario. Una vez que se haya recuperado lo suficiente y ya no necesite el tubo, su cirujano o su personal se lo retirarán en la clínica.

2. **¿Qué tipo de seguimiento debo llevar con mi cirujano, oncólogo o médico regular y si esto se acordó al salir del hospital?**

   Poco después de salir de alta del hospital deberá ver a su cirujano. Esto generalmente se lleva a cabo en 1 o 2 semanas después de volver a casa, usted debe llamar al consultorio del cirujano para acordar un horario mutuamente conveniente. Una vez que haya visto a su cirujano en su visita posoperatoria inmediata, también debe hacer citas con su médico oncólogo y su médico familiar para sus seguimientos y mantenerlos informados de su progreso. Su cirujano y su médico oncólogo coordinarán un plan posoperatorio de atención y de vigilancia oncológica, lo que implicará visitas periódicas y hacer las exploraciones que sean necesarias.

3. ¿Qué actitud debo tratar de mantener cuando salga del hospital?

Una actitud positiva sobre la vida en general ayudará en su proceso de recuperación. Tómese el tiempo para detenerse y oler las rosas. La vida es preciosa y debemos aceptarla así y vivirla cada día al máximo.

4. ¿He recibido analgésicos con las instrucciones sobre su uso al salir del hospital?

Debe haber recibido recetas para el dolor y otros medicamentos con instrucciones de las enfermeras tanto para el medicamento como para otros aspectos de su recuperación. Su hospital tal vez pueda permitirle surtir sus recetas antes de salir, de este modo tendría el medicamento a la mano. Debe preguntarle a su enfermera si sería posible hacer esto para no quedar sin medicamento en caso de que su farmacia local no tenga el medicamento recetado.

5. ¿Por cuánto tiempo podría tener dolor debido a las incisiones de mi esofagectomía de Ivor Lewis?

Después de una esofagectomía de Ivor Lewis, el paciente debe esperar un dolor de incisión que puede durar de 4 a 6 semanas. Sin embargo, los analgésicos deben ayudar a controlar el dolor. Es posible que pueda cambiar de un analgésico recetado a un medicamento para el dolor de venta libre. Consulte con su médico sobre el dolor que esté sintiendo y si podría ser suficientetomar un medicamento de venta libre.

6. **¿Por cuánto tiempo debo continuar tomando medicamentos para el dolor después de salir del hospital?**

   Deberá seguir tomando los medicamentos mientras tenga dolor, que a veces puede durar de 7 a 30 días después de la cirugía. Tenga en cuenta que los analgésicos recetados causan un efecto de dependencia si se toman por un largo período de tiempo. Consulte con su médico si tiene que renovar su receta de analgésicos.

7. **¿Cuánto tiempo tomará el proceso de recuperación?**

   El proceso de recuperación varía en cada paciente. Un proceso promedio de recuperación toma unas 6 a 8 semanas.

8. **Si salgo del hospital con puntos de sutura, ¿cuándo y dónde los deberán retirar?**

   Los puntos deben retirarse de 10 a 14 días después de la cirugía en el consultorio del médico. Estos suelen ser grapas y salen sin causar dolor al paciente.

9. **¿Qué tan importante es hacer ejercicio en esta etapa de mi recuperación?**

   El ejercicio es uno de los aspectos más importantes en esta fase de su recuperación. Debe acordar con su médico caminar 1½ millas tres veces por semana como rutina regular.

10. **Cuando llegue a casa, ¿cómo debo adaptarme a dormir usando una almohada inclinada, una cama ajustable o una silla reclinable?**

    Es importante dormir bien por las noches durante su proceso de recuperación y tendrá que dormir en un ángulo de 30 a 40 grados debido a que le han retirado la válvula de la parte superior de su estómago que actuaba como cerradura para mantener la comida en su estómago. Esto lo puede lograr comprando una almohada inclinada medicada en una tienda de equipos médicos o una cama ajustable. Hay otras formas de elevar la cabecera de su cama para lograr el ángulo en el que debe dormir. Puede colocar tablas debajo de la cabecera dela cama para que toda la cama se eleve más. Eso pondría a su pareja al mismo nivel que usted, aunque eso podría no parecerle bien a él o ella. También puede comprar una silla reclinable lo cual será suficiente

11. ¿He recibido menús de muestra o información nutricional que me ayudará en mi recuperación?

El nutricionista del hospital se reunirá con usted antes de salir de alta para revisar el tipo de dieta y alimentos que necesitará después de su operación. A menudo tendrá menús de muestra y / o información escrita que le servirá de guía al volver a casa. Si no le proporciona ninguna información escrita, pídale que le muestre algunos ejemplos como guía.

12. Si tengo que usar otros medicamentos en casa, ¿Me dieron las instrucciones adecuadas sobre cómo tomar esos medicamentos?

Al salir del hospital debe estar seguro de que comprende completamente los medicamentos o las recetas que le den.

13. ¿Voy a necesitar quimioterapia después de la cirugía?

Eso dependerá de varios factores. El informe de la biopsia del tumor y de los ganglios linfáticos que le retiraron durante la cirugía tendrán un impacto en la decisión de recibir o no quimioterapia después de la cirugía. Algunos oncólogos opinan que es recomendable recibir algo de quimioterapia después de la cirugía. Eso lo debe tratar con todos los médicos involucrados en su caso y luego deberá decidir si desea hacerse algún tratamiento posoperatorio.

NUTRICIÓN

"Aprenda a disfrutar de su comida como si cada comida costara $100 por plato"

"Coma para vivir y no viva para comer"

Este es el capítulo más importante de esta guía. Su objetivo será lograr que su cuerpo obtenga suficiente comida al empezar su proceso de recuperación para mantener su peso y luego controlar su consumo de alimentos para recuperar parte o la totalidad del peso que perdió. Llevar una dieta equilibrada durante todo este proceso debe ser su meta, pues así reducirá en buen número los problemas que podría experimentar.

Preguntas frecuentes

Hemos captado algunas preguntas y respuestas frecuentes. Le pedimos que consulte estas respuestas con su médico antes de implementarlas.

14. ¿Tendré apetito cuando salga del hospital?

Lo más probable es que no tenga apetito al salir del hospital. Con el fin de que alcance las calorías adecuadas para mantener su peso, como en esta etapa de su recuperación, tendrá que comer en horarios determinados. Cuando sean las 12 del mediodía coma la mitad de un sándwich, tenga hambre o no, y luego a las 2:00 PM coma la otra mitad. Tendrá que hacer lo mismo en el desayuno y la cena.

15. ¿Tendré dificultades para comer o me será fácil?

Habrá ciertas dificultades porque tendrá nuevas maneras de pensar sobre comer que las que tenía antes. Es necesario controlar la cantidad de comida que ingiera en cada comida, ya que, muy probablemente, su estómago esté más pequeño de lo que recuerda que era y no podrá consumir la misma cantidad de alimentos que ingería antes y esto puede llegar a causarle frustración. Espere un tiempo y lentamente comenzará a comer más, a medida que pasen los años desde su cirugía, podrá comer más de lo que comía cuando recién se la hicieron.

16. ¿Debo triturar los alimentos antes de comerlos?

Si su médico le ha autorizado comer alimentos sólidos, no debe triturarlos en la licuadora antes de comerlos. Deberá ejercitar su esófago y eso lo conseguirá al masticar y tragar los alimentos.

17. ¿Podré saborear las comidas?

Lo más probable es que sus papilas gustativas se hayan visto afectadas por el proceso que acaba de completar. Si recibió quimioterapia y radiación, esto también afectará sus papilas gustativas y pasará un tiempo antes de que realmente pueda saborear la comida como lo hacía antes. Eventualmente, sus papilas gustativas volverán.

18. ¿Me sería perjudicial comer rápido?

Definitivamente. Deberá comer lentamente para obtener lo mejor de sus alimentos desde el punto de vista nutricional. Si come rápido, su estómago liberará rápidamente su comida en su tracto digestivo y puede causarle diarrea y otras molestias estomacales.

19. ¿La postura y la ropa que use afectarán mi sistema digestivo?

Siempre debe sentarse derecho cuando esté comiendo, ya que eso permite que su comida pasea su estómago más rápido que si estuviera encorvado y la ropa que use debe ser holgada y ajustarse a su cintura.

20. ¿Cuántas comidas debo comer al día?

Debido a que su estómago es más pequeño como resultado de la esofagectomía, deberá comer 6 comidas al día para obtener la misma cantidad de calorías que consumía antes de la cirugía, suponiendo que no tenga sobrepeso. Algunas personas tienden a comer bocadillos todo el día. La clave aquí es que ingiera la cantidad de calorías que le ayuden a mantener su peso actual y esperar que recupere algo del peso que perdió en la experiencia que usted atravesó.

21. ¿Cuánto líquido debo tomar con cada comida?

Durante las comidas, deberá mantener su consumo de líquidos al mínimo. Es más que probable que ahora su estómago sea más pequeño, por lo que no deberá llenarlo con líquido pues perdería el espacio para ingerir las calorías de la comida. Podrá terminar de beber los líquidos una hora después de sus comidas.

22. ¿Cuánto líquido debo tomar cada día?

La cantidad normal de líquidos debe ser de 8 a 10 vasos de agua o té verde o cualquier otro líquido que prefiera beber como su objetivo diario. Para algunas personas resulta difícil consumir tanto líquido aldía, sin embargo, usted debe hacer todo lo posible para alcanzar ese objetivo.

23. ¿Cómo me afectará consumir productos lácteos?

Se sabe que los pacientes experimentan una situación de intolerancia a la lactosa cuando vuelven a casa después de la cirugía. Espere un par de semanas y pruebe una pequeña cantidad de leche. Si la situacióntodavía existe, espere otras dos semanas más e inténtelo de nuevo. Si pudo beber leche antes de la cirugía, debería poder volver a beberla, solo sería cuestión de tiempo para que su estómago la reconozca.

24. ¿Qué alimentos puedo comer?

Le dará gusto saber que todo lo que comía antes de su cirugía puede eventualmente ser parte de su dieta después de la cirugía. Puede tomar tiempo para que su estómago lo reconozca y, con suerte, disfrutar de estos alimentos nuevamente. Tenga en cuenta que una dieta equilibrada debe ser su objetivo y debe tratar de lograr consumirla en cada comida. Al hacer esto, evitará algunos de los problemas que encontrará, lo cual se tratará más adelante en este capítulo.

25. ¿Debo llevar un diario de alimentación?

Si los pacientes sienten molestias aproximadamente un día después de lo que ha comido el día anterior, deberán llevar un registro de todos los alimentos que consume durante el día. Luego, en este momento podrá determinar por ensayo y error qué alimentos le causan malestar y evitar esos alimentos durante esta parte de su recuperación. Si los alimentos que determina que le están causando un problema son alimentos que pudo tolerar antes de la cirugía, es probable que pueda volver a comerlos. Su estómago estará determinando este factor y en algún momento podría volver a comer esos alimentos

26. Se oye mucho hablar sobre el té verde. ¿Debo usarlo?

Los investigadores han indicado que hay elementos en el té verde que le ayudarán a combatir el cáncer y ya que, en mi caso, quiero combatir una recurrencia si el té verde puede ayudarme en mi lucha, por qué no usarlo. La mayor parte del líquido intacto que bebo en un día cualquiera es té verde. Preparamos el té de bolsas filtrantes, ya que el té verde en botella que se compra de la tienda contiene gran cantidad de azúcar que podría ser perjudicial. La mayor parte del tiempo lo bebo como té helado y siempre que quiero tengo un cuarto de galón en el refrigerador.

27. ¿Cuánto tiempo debo dejar de comer antes de acostarme?

Antes de acostarse debe estar sin comer aproximadamente 2 horas. Debe permitirle a su estómago el tiempo suficiente para digerir su última comida del día, especialmente si la cena es su comida más grande. El reflujo ácido o biliar puede ocurrir mientras duerme, incluso si ha elevado su cama para evitar que esto ocurra.

28. ¿Hay algún alimento que deba evitar comer antes de acostarme?

Esta pregunta es única y la respuesta podría ser diferente en cada paciente. Algunos pacientes no pueden comer chocolate a altas horas de la noche, mientras que otros pueden comer una bolsa de papas fritas y no pasa nada. Si tiene un reflujo ácido o biliar debe recordar lo que comió la noche anterior y anotar ese alimento en su lista de "no comer tarde en la noche".

29. ¿Alguna vez podré comer mis tres comidas normales al día y mantener mi peso o incluso aumentar de peso?

A medida que pase el tiempo desde su cirugía, su estómago se expandirá un poco y podrá volver a las 3 comidas al día con un pequeño bocadillo en el medio. La cantidad de comida irá aumentando con cada comida, pero es importante asegurarse de desayunar, almorzar y cenar y no omitir ninguna comida ya que su estómago no estarádel tamaño que le permita hacer eso para mantener su peso

30. ¿Debo tomar suplementos?

La respuesta adecuada a esta pregunta es, si usted come una dieta equilibrada no necesitará usar suplementos a menos que obviamente su médico le diga que necesita tomarlos para agregar algo que su cuerpo no está produciendo o donde haya una deficiencia. Consulte a un médico que en su campo de práctica se ocupe de los suplementos, eso le ayudará a determinar si debe tomar suplementos y, de ser así, cuáles serían los adecuados para usted. No debe tomar suplementos sin antes hablar con un médico.

31. ¿Podré salir a cenar y disfrutar de una comida?

La respuesta simple a esta pregunta es sí. Puede salir a cenar después de la cirugía cuando usted lo desee. Como ya debe saber, en los restaurantes le pueden dar bolsas para llevar a casa lo que sobre de su comida. A medida que pase el tiempo desde su cirugía, comenzará a comer más y sus papilas gustativas volverán y realmente disfrutará de su comida.

32. ¿Puedo tomar una copa de vino con la cena?

Una vez más, la respuesta simple es sí, ocasionalmente. Tenga en cuenta que debe dejar una cantidad significativa de espacio en su estómago para absorber las calorías de su comida, tome en cuenta que cuanto más líquido intacto tenga, menos espacio quedará para la comida.

33. ¿Me han entregado menús de muestra o información nutricional que me ayude en mi recuperación?

El nutricionista del hospital se reunirá con usted antes del alta para revisar el tipo de dieta y alimentos que necesitará después de su operación. A menudo tendrán menús de muestra y / o información escrita que le servirá de guía al volver a casa. Si no le proporcionan ninguna información escrita, pídales que le proporcionen algunos ejemplos como muestra.

34. ¿Qué líquidos debo evitar beber?

En el período inmediatamente después de su operación, debe mantenerse alejado de grandes cantidades de cafeína y alcohol, ya que el primero puede provocar reflujo y el segundo puede interactuar con sus medicamentos. Las bebidas carbonatadas también pueden causar distensión e hinchazón abdominal. Una vez que se haya asentado en su rutina dietética, y si ha pasado más tiempo desde la cirugía, puede volver a introducir lentamente los mencionados elementos.

35. Siento que mi comida baja lentamente por mi esófago, ¿esto podría ser algo preocupante?

Al principio, es muy común que los alimentos bajen lentamente por el nuevo esófago por muchas razones. Primero, la nueva conexión entre suesófago original y el nuevo conducto todavía está un poco hinchada y, por lo tanto, algo estrecha. En segundo lugar, primero comenzará a consumir alimentos blandos y luego progresará a comer alimentos más voluminosos, le llevará un tiempo acostumbrarse a esto. Sea paciente, mastique bien y beba muchos líquidos con las comidas. Si luego de 6 a 8 semanas, la comida sigue bajando lentamente, o si siente más dificultad para tragar los alimentos, notifique a su cirujano, ya que es posible que tenga que someterse a un procedimiento menor para estirar la nueva conexión.

36. ¿Qué es la dilatación?

A veces, se desarrolla un tejido cicatricial donde el cirujano conectó la parte que quedaba del estómago con la parte restante del esófago y ese tejido cicatricial puede tensionarse, haciendo que la abertura se estreche y la comida baje lentamente. Si experimenta esta sensación, el primer comentario es que su tumor no ha regresado. Necesitará comunicarse con su cirujano para informarle de esta situación tan pronto como comience a suceder. Él le pedirá que vuelva para que le hagan un procedimiento similar a una endoscopía para estirar la abertura y le permita comer sin preocupación. Si usted se demora y espera demasiado, se lo tendrán que hacer varias veces hasta alcanzar la abertura adecuada, de modo que debe consultar con su médico tan pronto como tenga la sensación de que la comida esté bajando lentamente. Si antes de la cirugía ya tenía los problemas para tragar los alimentos, tendrá una sensación parecida.

37. Siento hinchazón después de comer, ¿hay algo que pueda hacer para evitar esta sensación?

Usualmente, la sensación de hinchazón después de comer es el resultado de cuánto y qué se come. Recuerde que ya no tiene un estómago de gran capacidad que pueda contener una comida convencional. Mastique bien su comida, el tomar muchos líquidos y comer varias comidas pequeñas durante el día limitará la sensación de hinchazón. Además, evite grandes cantidades de bebidas carbonatadas, como el agua mineral u otros refrescos que pueden aumentar la cantidad de aire en el tracto digestivo.

38. ¿Qué es el síndrome de evacuación rápida o dumping?

El síndrome de evacuación rápida(también conocido como dumping)ocurre cuando come demasiados carbohidratos y no una comida balanceada. Esta condición puede desarrollarse poco tiempo después de comer o puede ocurrir varias horas después de comer. Lo que sucede es que su estómago, en efecto le dice que no puede manejar la cantidad de carbohidratos que está consumiendo y abre la válvula inferior de su estómago y evacúa toda la comida en sus intestinos. En ese momento, su páncreas está lanzando insulina en su estómago para ayudar en el proceso digestivo, pero ya no habrá comida allí para que la insulina pueda actuar, esto ocasiona que usted sufra lo que se conoce como una reacción por azúcar baja en sangre. Se sentirá débil, sudoroso, con palpitaciones del corazón y debilidad general. Puede tener diarrea como resultado de este episodio.

Este será un recordatorio de que debe comer una comida balanceada utilizando todos los grupos de alimentos para evitar este síndrome de evacuación rápida.

39. ¿Qué hago cuando ocurre un episodio de evacuación rápida?

Si toma un poco de jugo de naranja o algo dulce y come algo de proteína como nueces, la sensación debería desaparecer en unos 20 a 30 minutos. Si no es así, consulte a su médico.

DORMIR

"Usted es único y a veces necesita improvisar
para lograr mejores resultados."

Junto al capítulo de nutrición, este capítulo gana la mayor importancia, ya que no conseguir una cantidad adecuada de sueño afectará todo lo que hace. Es importante que duerma bien por la noche y sea cual fuere la forma que lo logre será el camino correcto para usted. Cada persona es particular y lo que funciona para alguien podría no funcionar para otro. Usted tiene el control y si para usted funciona dormir sobre una almohada inclinada, o en una cama ajustable o en una silla reclinable, eso es lo que debe hacer.

Preguntas frecuentes

Hemos captado algunas preguntas y respuestas frecuentes. Le pedimos que consulte estas respuestas con su médico antes de implementarlas.

40. ¿Por qué necesito dormir inclinado?

Cuando le hicieron la esofagectomía, habrían eliminado la válvula que se encontraba en la parte superior de su estómago, en la mayoría de los casos, por lo que ya no tiene el mecanismo de cerrar su estómago para mantener el contenido dentro de su estómago. Para lograr este objetivo necesita dormir en un ángulo de 30 a 40 grados. Si no lo hace así, el contenido de su estómago subirá a su garganta y podría aspirar comida, lo que podría ser un serio problema.

41. ¿De qué formas podría lograr dormir enun ángulo de 30 a 40 grados?

Hay varias formas convencionales de lograr este ángulo y también hay algunas soluciones caseras:

♦ *ALMOHADAS INCLINADAS MEDICADAS*

Se pueden comprar almohadas inclinadas medicadas con el ángulo adecuado, y si coloca un cojín sobre la almohada inclinada podrá dormir sin complicaciones. Durante la noche podría notar que se desliza por la almohada inclinada y si esto sucede podría ocurrir una situación de reflujo. Algunas personas se colocan cojines debajo de las rodillas para evitar el deslizamiento, si esto continúa deberá buscar un método alternativo que se menciona en este capítulo.

◆ *CAMAS AJUSTABLES*

Esta alternativa generalmente funciona porque puede elevar la parte superior de la cama lo suficiente como para lograr el ángulo deseado y puede elevar la parte del pie de la cama ajustable lo suficientemente alto como para evitar resbalarse durante la noche. Puede comprar una cama ajustable para usted y su pareja, y su pareja podrá mantener el lado de su cama en un ángulo y la suya en otro. Cuando no esté durmiendo, las camas se pueden posicionar para que se vean como una cama king size y le de esa apariencia a su dormitorio.

◆ *SILLA RECLINABLE*

Algunas personas afirman que duermen mejor por la noche cuando usan una silla reclinable. Los brazos de la silla actúan como contención para evitar voltearse al dormir y sería remota la posibilidad de quedar en una posición que le cause reflujo ácido o biliar. Tener una de estas sillas en su habitación le da la flexibilidad de elegir dónde dormir sin salir de su habitación.

42. ¿Dónde puedo conseguir una cama ajustable?

La mayoría de las mueblerías afamadas pueden vender camas ajustables. Necesita encontrar una que sea cómoda para usted. La mejor manera es buscar por Internet y determinar qué tiendas están cercanas a usted y los precios de venta.

43. ¿Mi seguro médico podría cubrirel costo de una cama ajustable?

Hay compañías de seguros que, según se oye decir, han acordado cubrir el costo o parte del costo de una cama ajustable para pacientes con cáncer de esófago. Debe comunicarse con su compañía de seguros y hacerles esa pregunta.

44. ¿Cómo puedo lograrel nivel deseado de30 a 40 gradoscuando viaje?

También está a la venta una almohada inclinada inflable que usualmente viene en su propia bolsa y también tiene un pequeño inflador. Cabe bien en su maleta y cuando llegue al hotel podrá inflar la almohada inclinada y usarla en cualquier cama. Podrá desinflarla fácilmente y guardarla en su maleta cuando viaje de vuelta a casa

45. ¿Dónde puedo conseguir una *almohada inclinada*inflable?

La mayoría de las compañías de equipos médicos venden la almohada inclinada inflable. Debe buscar por Internet y seleccionar qué tiendas cercanas a usted venden las almohadas inclinadas ajustables y compre la que pueda maniobrar y se adapte a sus necesidades.

46. ¿Mi seguro médico podría cubrir el costo de una*almohada inclinada*inflable?

Hay compañías de seguros que, según se oye decir, han acordado cubrir el costo o parte del costo de una almohada inclinada inflable para pacientes con cáncer de esófago. Debe comunicarse con su compañía de seguros y hacerles la pregunta.

47. ¿Puedo dormir de lado?

Cada persona tiene un proceso de curación diferente después de la esofagectomía. Algunas personas podrán dormir de lado y otras no. Si desarrolla tos al estar acostado de un lado o del otro, es posible que esté experimentando una aspiración (inhalación del contenido gastrointestinal en las vías respiratorias) y tendrá que dejar de dormir sobre ese lado en particular. Algunas personas pueden desarrollar reflujo ácido o biliar y tendrán dificultad para dormir de cualquier otra manera que no sea con la cabeza y la espalda elevadas sobre cojines o almohadas inclinadas. Otras pueden haber tenido una incisión grande en el lado derecho del pecho (llamada toracotomía) y no podrán dormir de ese lado hasta que hayan sanado y disminuya su dolor en el lado de la incisión.

48. ¿Puedo dormir boca abajo?

Esto es extremadamente difícil de hacer debido a la presión que se pondría sobre el pecho y el estómago, por lo que tendría dificultad para dormir. Si antes podía dormir boca abajo, debería probar y ver qué tan cómodo se siente. En cuanto al sueño, debe poner todo su enfoque en dormir bien por la noche y cualquier cosa que pueda hacer para lograrlo sería aceptable

49. Me siento cansado después de comer. ¿Debo acostarme a descansar?

Comer una comida grande hará que se sienta cansado y quiera acostarse a descansar. La mayoría de la gente puede hacer esto. Sin embargo, tenga en cuenta que podría tener un reflujo si se acuesta a descansar después de haber comido. Mantenga el ángulo de 30 a 40 grados mientras descanse.

PROBLEMAS EMOCIONALES

"Tener una actitud positiva sobre la vida en general le ayudará en su proceso de recuperación. Tómese el tiempo para detenerse y oler las rosas. La vida es preciosa, debemos aceptarla así yvivirla cada día al máximo."

Cuando pensamos en el lado emocional de esta enfermedad, notamos que las personas tienden a pasar por alto las señales de que su lado emocional está desempeñando un papel importante en su proceso de recuperación, ya sea de manera negativa o positiva. En este capítulo tratamos de resaltar aquellas áreas de preocupación y lo que puede hacer para abordarlas.

A este punto de su recuperación, la depresión es una amenaza muy real. Usted y su cuidador deben prestar atención a las señales de que se pueda estar presentando la depresión. El ejercicio es una forma de superar los primeros niveles de la depresión. Si persiste, debe consultar a su médico de inmediato.

Preguntas frecuentes

Hemos captado algunas preguntas y respuestas frecuentes. Le pedimos que consulte estas respuestas con su médico antes de implementarlas.

50. ¿Podría sentirme deprimido cuando vuelva a casa del hospital?

Acaba de sobrellevar un diagnóstico y tratamiento que le cambiará la vida, y tanto su cuerpo como su mente se están adaptando a nuevas realidades. Vivir con cáncer le pone frente a frente con la mortalidad. Pueden ocurrir cambios en su familia y en sus roles laborales. Para algunos, pueden aumentar las preocupaciones legales y las relacionadas al dinero. Con esos cambios en su cuerpo, la alteración de roles en su vida y la preocupación por lo que le depara el futuro, un diagnóstico de cáncer es desconcertante. Los sentimientos de tristeza, confusión y miedo surgen naturalmente. Las dificultades para comer y dormir después de la cirugía pueden aumentar los sentimientos de inquietud y angustia. Si los sentimientos de tristeza o irritabilidad persisten por varios días, o si los sentimientos interfieren con su capacidad de desempeño laboral o en el hogar, es posible que pueda experimentar un episodio de depresión. La Sociedad Americana del Cáncer informa que alrededor del 25% de los pacientes con cáncer en algún momento experimentan depresión. Tanto los hombres como las mujeres diagnosticadas con cáncer pueden deprimirse en proporciones iguales.

51. ¿Cuáles son los síntomas de la depresión?

La pérdida de motivación y energía es la parte central en un episodio de depresión. Los sentimientos pueden incluir tristeza y vacío interior, o aumento de irritabilidad.

Las actividades, el trabajo o las relaciones que antes disfrutaba pueden ser poco o menos interesantes. Los amigos y familiares pueden notar estos cambios y les resulta más difícil involucrarse con su ser querido que está deprimido. En caso de que la depresión se agrave, una sensación de desesperanza puede conducir a tener pensamientos suicidas. En un estado de depresión también se puedenpresentar problemas con el pensamiento claro y racional. Además, durante un episodio de depresión son comunes los cambios para comer o dormir.

Puede ser difícil identificar la aparición de la depresión después de la cirugía. Lo problemático de esto es que los síntomas de la depresión se sobreponen en gran manera a los desafíos físicos después de la recuperación de la cirugía, lo que incluye una reducción de energía, las dificultades para dormir y la disminución del apetito. Los síntomas de la recuperación de la cirugía y la depresión que se sobreponen entre sí pueden conducir al diagnóstico y al tratamiento impreciso del trastorno del estado de ánimo. Para complicar aún más las cosas está el estigma asociado con los trastornos psiquiátricos. El paciente puede percibir su depresión como una indicación de debilidad, en lugar de percibirla como un trastorno tratable de salud mental.

La depresión en pacientes con cáncer ocurre en mayor proporción en aquellos que han tenido un episodio previo de depresión o ansiedad. La depresión también es más común en individuos que se encuentran en una etapa más avanzada de cáncer y en aquellos que tienen complicaciones médicas durante su recuperación. Debido a que la depresión es tan frecuente, la detección del trastorno del estado de ánimo debe ser parte de sus visitas de seguimiento con su equipo médico. Si en algún momento, usted o un miembro de su familia tiene alguna preocupación por la depresión; debe consultar a su médico.

52. ¿Qué tratamientos están disponibles para la depresión?

La investigación muestra que el tratamiento psicológico, el medicamento y el ejercicio pueden ayudarle a superar la depresión. Los medicamentos antidepresivos pueden ayudarle a tratar los síntomas de la depresión y la ansiedad. La terapia individual y / o familiar puede ser útil para brindarle apoyo, para tratar con la variedad de cambios en su cuerpo y en su vida en la actualidad, y para mejorar su estado de ánimo. Para la depresión leve, se ha demostrado que el ejercicio regular es tan efectivo como el medicamento para reducir los síntomas. Se ha demostrado que caminar tres veces por semana durante media hora cada vez es útil para reducir los síntomas. Caminar durante media hora cada día es aún mejor.

El sueño regular y la buena nutrición también ayudan a recuperarse de la depresión. Por supuesto que después de la cirugía los cambios en su cuerpo pueden hacer difícil establecer un patrón estable para comer, hacer ejercicios y dormir.

Puede ser especialmente importante unirse un grupo de apoyo para normalizar la variedad de dificultades que está experimentando. En un grupo de apoyo puede aprender de los demás, reflexionar y compartir sus propias experiencias. Formar parte de un grupo le puede ayudar a ganar el sentido de significado y validación en un momento de grandes cambios en su vida.

53. ¿Cómo puedo mantener una actitud positiva durante mi recuperación?

Este es un momento en la vida en el que usted necesita relaciones y experiencias positivas. Tal vez por primera vez en su vida, puede permitirse avanzar hacia lo que le hace más feliz. Es importante estar cerca de familiares y amigos que puedan ofrecerle apoyo. Es posible que usted también desee ofrecer apoyo a otras personas para aumentar su sentido de significado y propósito.

A medida que se vaya sintiendo más fuerte, y vuelva a las actividades que acostumbraba disfrutaren su vida puede hacerle sentir estabilidad. Si bien muchas cosas que han cambiado en su vida no se podrán recuperar, mantenerse conectado al trabajo o a las actividades recreativas que ha disfrutado durante muchos años puede agregar una sensación de comodidad. Es esencial cuidar de sí mismo, y hacer de eso una prioridad. Puede considerar las nuevas formas de comer y dormir como una forma de nutrir su cuerpo durante su recuperación.

Desde un aspecto emocional, se puede esperar no siempre tener una actitud positiva. El dolor, el sufrimiento y la preocupación son parte de la vida, y a veces podrá sentir estas y otras emociones negativas más que nunca. Es poco realista esperar ser perfecto, o perfectamente positivo, y acabará aumentando su sensación de sufrimiento. Dicho esto, este no es un momento en la vida para resistir solo. Es importante encontrar personas con las que pueda hablar sobre sus momentos y sentimientos difíciles. Tener contactos de apoyo que le ayuden a combatir estos pensamientos negativos será de gran ayuda.

54. ¿Cuáles son los síntomas de la ansiedad? ¿Qué tratamientos hay?

Los ataques de pánico pueden ser otra manifestación de ansiedad. Un ataque de pánico puede empezar con síntomas repentinos de palpitaciones aceleradas, dificultades para respirar y sensación de hormigueo. La sensación de ansiedad es fuerte, y durante un ataque de pánico se puede sentir una necesidad de escapar. Las sensaciones térmicas de escalofríos o sofocos pueden acompañar a la ansiedad. Los episodios de trastornos de pánico son discretos, pero entre los episodios a menudo hay temor de otra ocurrencia. Un individuo con trastorno de pánico puede comenzar a cambiar sus comportamientos en un intento de evitar otro ataque. Por ejemplo, alguien podría evitar salir de la casa o conducir por temor a tener otro ataque. Algunas personas ya habrían tenido la ansiedad antes del diagnóstico de cáncer y otros tendrían la ansiedad por primera vez después del cáncer. De cualquier manera, la ansiedad se puede tratar con terapia cognitivo-conductual, a menudo acompañada de medicamentos. En la terapia, un individuo vuelve a aprender a relajar su mente y su cuerpo como respuesta a pensamientos o situaciones que despiertan la ansiedad. La terapia también ofrece apoyo para afrontar los problemas médicos y emocionales que pueden ocultarse por debajo de la ansiedad. La meditación y las técnicas de respiración también pueden ser muy útiles para reducir la ansiedad.

55. Tengo problemas con el interés y la actividad sexual. ¿Qué debo hacer?

Los factores físicos y emocionales de los pacientes que se recuperan de la cirugía pueden afectar su interés sexual.

Después de la cirugía su cuerpo cambia. Las funciones básicas de la vida como la respiración, especialmente durante el esfuerzo físico, comer y dormir se ven afectadas. La imagen corporal puede verse afectada por la cirugía. Puede haber ansiedad por temor de causarse daño físico durante la actividad sexual por parte de ambos miembros de la pareja. Ambos miembros de la pareja pueden necesitar que el médico les hable de la seguridad en la actividad sexual después de la cirugía.

Emocionalmente, puede haber muchas distracciones que interfieran con el interés sexual. Las preocupaciones financieras, las preocupaciones sobre la salud y el futuro, las preocupaciones laborales y más, pueden ocupar la mente y desplazar el interés sexual. La ansiedad puede afectar la motivación sexual de ambos miembros de la pareja.

La cercanía física y la intimidad pueden ser una parte importante de la recuperación tanto para usted como para su pareja. Tomar las cosas con calma y obtener comodidad con formas suaves de tocar puede acercarlos a ambos. Hablar entre ustedes de sus preocupaciones es una manera importante de conectarse que puede conducirles a explorar y prosperar en su relación.

56. Sigo pensando en la posibilidad de una recurrencia, ¿es eso normal? ¿Cómo debo manejar el pensar sobre la recurrencia?

De las muchas preocupaciones que tiene a este punto, seguramente la preocupación de una recurrencia es una de las más complejas. Enfrentar la posibilidad de una recurrencia nos acerca a la perspectiva del sufrimiento físico y la muerte. Mientras que en nuestra cultura nos alejamos de la realidad de la muerte, cuando uno se enfrenta a la posibilidad de una recurrencia del cáncer, la estrategia de evitación ya no es efectiva o incluso posible. Pensar en una recurrencia es natural, y de hecho es la forma en que la mente se prepara para todas las posibilidades.

Tener una visión espiritual del significado y el propósito de uno mismo en la vida puede ser útil al enfrentarnos ante un futuro incierto. Puede decidir pasar el tiempo reflexionando sobre lo que sería más importante para usted. Reunirse con otras personas que también estén experimentando incertidumbre después de un diagnóstico de cáncer puede traer consuelo y reducir la sensación de miedo y aislamiento. Compartir sus sentimientos y temores con sus seres queridos brinda más oportunidades de apoyo. También es importante hablar de sus temores con sus médicos y buscar ayuda profesional. Tener un entendimiento del éxito de su terapia y recibir una orientación profesional le puede servir para reducir su nivel de estrés en esta área.

En caso de presentarse una recurrencia, consulte el capítulo sobre problemas físicos para ver preguntas y respuestas sobre este tema

57. Estoy sintiendo una falta de interés en mi recorrido por el proceso de la recuperación, ¿debería preocuparme por eso?

Es muy importante que se convierta en una persona muy positiva durante su proceso de recuperación. Cada día es una experiencia nueva, necesitará fijarse una meta para ese día y procurar cumplirla. Si ha empezado a hacer ejercicio, debe encontrar el tiempo para hacerlo también ese día. Establecerse metas y lograrlas será una ventaja adicional en su proceso de recuperación.

58. ¿Volveré a sentirme normal?

Esta es una pregunta interesante ya que se basa en su definición de normal. El proceso que ha atravesado y los ajustes que ha tenido que hacer para comer y dormir tienen que considerarlos como la "nueva normalidad", si lo analiza bien, comer comidas más pequeñas es una recomendación del nutricionista como algo que todas las personas deben seguir, y dormir inclinado también es una recomendación para todos, de esta manera verá que la "nueva normalidad" es lo que la mayoría de las personas que desean una mejor salud deben seguir.

59. ¿Cómo debo abordar la vida una vez que vuelva a casa del hospital?

Vivimos en un mundo que parece estar consumido por la preocupación, que se centra en "qué pasaría si". Cuando en realidad la vida es preciosa y no hay mejor manera de entender esa reflexión que ver la naturaleza en todo su esplendor. Ver salir el sol o cuando se oculta al atardecer será una experiencia positiva, tómese el tiempo para mirar el mundo desde su puerta. Alguien dijo una vez: "Deténgase y huela las rosas". Viva la vida al máximo cada día y trate de "Hacer de donde se encuentre un lugar mejor porque usted está ahí".

60. ¿Qué papel juega mi espiritualidad en mi proceso de recuperación?

Podríamos pensar que esta sería una pregunta difícil de responder por lo que entendamos de dónde se encuentre nuestra vida espiritual en este momento. Si no hemos llevado una vida espiritual, pensaríamos que volver a eso ahora tal vez sea difícil de hacer, independientemente del Dios al que oremos, sabemos que es un Dios amoroso y cariñoso que nos recibe con sus manos abiertas y con amabilidad.

Hay un dicho que dice: "Tengo a Dios en mi lado derecho y no hay nada que Él y yo juntos no podamos manejar".

61. ¿Qué papel desempeña mi familia en mi proceso de recuperación?

Es importante que permita que su familia le exprese su cariño en estos momentos. El ambiente de relación que genera la familia puede ser de gran influencia en su proceso de curación, de modo que involucrar a la familia es importante tanto para ellos como para usted. Ver a sus hijos y nietos crecer y afrontar los desafíos del mundo les ayudará a darse cuenta de la importancia de la vida y les ayudará a asumir sus desafíos y a triunfar.

62. ¿Pensar de manera positiva o negativa influye en mi recuperación?

Es muy importante que mantenga una actitud positiva durante todo su proceso de recuperación y en la vida en general. Los médicos le dirán que una persona positiva tendrá un mejor resultado que una que no comparte este enfoque. Le dirán que una persona se compone de estas tres partes, su mente, cuerpo y espíritu, y aunque ellos son responsables de mejorar su cuerpo, también tienen gran influencia para asegurarse de que se aborden por igual la mente y el espíritu de la persona bajo su cuidado.

63. ¿Cómo se debe proceder si se confirma una recurrencia?

Una vez que se sospecha o se confirma una recurrencia, se necesita una evaluación de la extensión de la recurrencia y hacer las confirmaciones adicionales con biopsias. La enfermedad que recurre localmente solo en ocasiones se puede tratar con cirugía o radioterapia. Más comúnmente, cuando hay recurrencia después de la terapia local inicial implica que hay enfermedad metastásica, la cual generalmente no se puede tratar con cirugía que pueda ser curativa o con radioterapia. El siguiente paso apropiado suele ser la quimioterapia sistémica.

64. ¿Cuántos medicamentos de quimioterapia están a disposición de los oncólogos al determinar un plan en la recurrencia de un paciente específico?

Hay como 5 o 6 clases de agentes comunes de quimioterapia que se utilizan para tratar el cáncer de esófago recurrente, se incluyen los medicamentos 5-FU, agentes de platino, taxanes, irinotecán, mitomicina y antraciclinas. La elección de un solo agente en lugar de un programa combinado de quimioterapia depende de la capacidad de cada paciente para tolerar tal terapia, así como de la gravedad de la recurrencia y el grado de síntomas o de debilidad que experimenta el paciente. Un nuevo fármaco herceptin puede ser apropiado para usar en combinación con quimioterapia en pacientes cuyo tumor da positivo a la prueba de HER2.

65. ¿Hay proyectos de investigación que estén próximos a ser un gran avance para las recurrencias del cáncer de esófago?

Hay ensayos clínicos en curso que están evaluando nuevos agentes en el contexto de los ensayos de fase I, II y III. La disponibilidad y la conveniencia de ingresar a tales ensayos se deben revisar con cada paciente.

66. ¿Hay medicamentos que hayan demostrado ser promisorios en esta área?

Aparte del herceptin, no hay nuevos agentes para el cáncer de esófago que estén próximos a ser aprobados.

67. ¿Hay países, aparte de los Estados Unidos, donde se estén abordando proyectos para la prevención de recurrencias?

Se están realizando ensayos a nivel mundial para tratar el cáncer deesófago, pero es poco probable que sea aconsejable viajar al extranjero para seguir dicha terapia, ya que no hay nuevos tratamientos que parezcan lo suficientemente promisorios como para emprender viajes al extranjero.

68. Me resulta difícil concentrarme, ¿cómo puedo corregir esto?

Por muchos motivospodría tener dificultades para concentrarse después de la operación. La esofagectomía es una cirugía mayor que causa un estrés significativo en su cuerpo. Su cuerpo necesitará tiempo para recuperarse de este estrés. Varios factorescomo su medicamento para el dolor y el consumo de alimentos y de líquidos por vía oral podrían afectar sus niveles de concentración. Todos los pacientes salen de alta del hospital con medicamentos para el dolor. Estos analgésicos a menudo incluyen opiáceos como la oxicodona. Los opiáceos pueden afectar su nivel de concentración y hacer que se sienta somnoliento. Si sus dificultades de concentración le causan mucha perturbación es posible que necesite cambiar su régimen de analgésicos.

Otro factor relacionado con la concentración es el nivel de azúcar (glucosa) en la sangre. Nuestro cerebro requiere grandes cantidades de energía para sus diversas actividades. Debido a que usted ha tenido una cirugía que modifica su tracto gastrointestinal, sus patrones de alimentación pueden cambiar. Es posible que necesite comidas más frecuentes, aunque ahora más pequeñas. Es muy importante que continúe comiendo y bebiendo muy aparte de tener o haber perdido el apetito. Puede programar comer comidas pequeñas y bocadillos a lo largo del día, esto puede ayudarle en su concentración porque le estaría proporcionando a su cerebro una provisión más constante de energía. Si tiene diabetes, es posible que necesite cambiar sus medicamentos para la diabetes porque sus patrones de alimentación han cambiado. Si tiene diabetes y sigue teniendo problemas con su concentración, informe a su proveedor de atención primaria y al equipo quirúrgico sobre este asunto.

69. Parece que no puedo retener lo que leo, ¿es normal esto?

Es normal tener ligeras dificultades con tareas mentales como la lectura y la memoria a corto plazo durante el periodo posoperatorio. Es probable que estas dificultades tengan relación con sus analgésicos, así como con su proceso general de curación. Es posible que necesite que le cambien su régimen de analgésicos, ya que los analgésicos opiáceos pueden afectar su agudeza mental. Sin embargo, después de la cirugía debe darse unas semanas para sentirse más cerca de lo que era usted mismo antes de su cirugía. Es posible que necesite dormir, comer y descansar más, para sanar de la cirugía.

PROBLEMAS FÍSICOS

*"La vida es preciosa ydebemos aceptarla
así y vivirla. cada día al máximo"*

En este capítulo nos centraremos en los problemas que puede encontrar desde un punto de vista físico. Obviamente, los capítulos que tratan sobre nutrición y ejercicio juegan un papel importante en fortalecer su cuerpo y volver a ser como era antes de su cirugía.

La clave para una buena recuperación es dirigir su cuerpo, su mente y su espíritu en una dirección positiva. Una buena presencia física le dará una buena sensación sobre sí mismo y permitirá que su proceso de recuperación avance rápidamente.

Preguntas frecuentes

Hemos captado algunas preguntas y respuestas frecuentes. Le pedimos que consulte estas respuestas con su médico antes de implementarlas.

70. ¿Qué me pasará si levanto algo pesado?

Se recomienda con énfasis que el paciente no levante nada pesado por tres meses mientras se recupera de su cirugía. Si levanta peso, podría originar una hernia en la incisión.

71. Tengo náuseas,¿hay algún medicamento que pueda tomar?

Los pacientes pueden tomar un medicamento recetado para las náuseas. Reglan o Zofran se recetan muy comúnmente.

72. Tengo dificultad para respirar cuando me agacho,¿qué puedo hacer para eliminar esadificultad?

Debido a que han levantado su estómago para adherírselo al esófago restante, queda menos espacio en la cavidad torácica para el corazón y los pulmones. Si come en exceso, puede sentir esta dificultad para respirar porque sus pulmones están luchando por el espacio que su estómago ahora ocupa y esto puede causarle dificultad para respirar. Hacer ejercicio después de comer puede ser difícil porque está lleno, pero eventualmente el ejercicio le ayudará con esta molestia.

73. ¿Qué es la neuropatía?

La neuropatía es una lesión de los nervios que ocurre por las incisiones en el pecho. Los síntomas de la neuropatía pueden incluir dolor, ardor, entumecimiento y disminución de la sensibilidad, hormigueo. Si experimenta esta afección, hable con su médico y decida el curso de acción a seguir.

74. ¿Tendré que tomar antiácidos después de la cirugía?

Durante la cirugía le debieronretirar también una de las glándulas productoras de ácido y la cantidad de ácido o bilis que produzca después de la esofagectomía debe ser menor que la que producía antes de la cirugía. Si llega a producir reflujo ácido o biliar después de la esofagectomía deje pasar suficiente tiempo entre su última comida y la hora de acostarse cada noche. Si siente que está produciendo reflujo pregúntele a su médico qué antiácido debe tomar. Es posible que pueda usar un medicamento de venta libre o su médico podría recetarle un medicamento mejor para usted.

75. Estoy estreñido, ¿qué debo hacer?

Si está estreñido, se recomienda tomar un laxante y/o un ablandador de heces y trate de disminuir el uso de narcóticos. Por lo general, esto ocurre cuando está tomando medicamentos para el dolor, ya que este es uno de los efectos secundarios de ese medicamento.

76. Tengo sudores, ¿qué debo hacer?

Los sudores pueden ser el producto de un síndrome de evacuación rápida que se explica en otra sección de esta guía. Tómese la temperatura. Si está por encima de lo normal, llame a su médico y háblele sobre esta condición y lo que puede haber causado los sudores.

77. Tengo vómitos después de las comidas, ¿qué hago para corregir esto?

Debe comer comidas pequeñas y blandas y disminuir la cantidad de alimentos. Si persiste, llame a su médico porque puede tener una estrechez que puede corregirse fácilmente con una dilatación. Consulte la pregunta sobre dilatación para comprender de que se trata este procedimiento y qué se consigue con esto.

78. Tengo hinchazón en las manos y en los pies, ¿qué debo hacer?

La hinchazón de las manos y de los pies es normal después de una esofagectomía. No hay nada que se deba hacer, esto desaparecerá con el tiempo. Le recomendamos que camine tanto como pueda y levante las piernas por encima del nivel de su corazón cuando esté acostado. Si esta situación persiste, llame a su médico, ya que pueden estar ocurriendo otras cosas que justificarían la atención de su médico.

79. Tengo mareos, ¿qué debo hacer?

Si se siente mareado durante la recuperación, beba muchos líquidos y tómese el tiempo para sentarse y descansar. Debe seguir una dieta equilibrada y comer todas las comidas que deba comer. Si esto persiste, llame a su médico e infórmele lo que esté experimentando.

80. Tengo llagas en la boca, ¿qué debo hacer?

Se recomienda mezclar sal o peróxido con agua para enjuagarse la boca. En ocasiones puede aparecer candidiasis, una infección causada por hongos, que requiere un enjuague bucal especial. Si esto persiste, muéstreselo a su médico.

81. Tengo el síndrome de las piernas inquietas, ¿qué debo hacer?

Haga ejercicio con regularidad, disminuya el consumo de cafeína, alcohol y tabaco, estire las piernas, camine y aplique calor o frío en las piernas. Además, se puede colocar una almohada entre las rodillas cuando esté acostado.

82. Estoy alcanzando una temperatura de 99.6, ¿qué debo hacer?

Su cuerpo fluctúa en un rango de temperaturas en el transcurso del día mientras se va adaptando a su entorno. Para que se considere una fiebre verdadera se requiere una temperatura de al menos 101.5 °F. Sin embargo, en una situación posterior a la esofagectomía, sería mejor informar a su cirujano y a su equipo de proveedores si tiene una temperatura igual o superior a 100 °F, ya que esto podría indicar que se puede estar formando una fuga donde se creó su "nuevo esófago" (conocido como anastomosis) en el pecho o en el cuello. También debe revisar si alguna de sus incisiones se ha puesto roja, caliente, sensible o que esté drenando, ya que también podría ser una señal de advertencia temprana de una infección en el sitio de la cirugía

83. ¿Qué hago si siento opresión en el pecho?

La opresión en el pecho es un síntoma que siempre debe informar a su cirujano y a su equipo de proveedores. La sensación de opresión en el pecho después de la cirugía puede indicar algo preocupante, como un infarto de miocardio (también conocido como ataque cardíaco). Sin embargo, también puede indicar algo de naturaleza más benigna, como un proceso normal en la curación de sus heridas. Si la opresión en el pecho se asocia con la dificultad para tragar alimentos, podría indicar el desarrollo de una estrechez (un área de opresión) en la anastomosis (conexión) de su "nuevo esófago". Si tiene una opresión en el pecho que viene asociada con un dolor o presión aplastante en el pecho que avanza hacia la mandíbula o el brazo, vaya inmediatamente a su departamento de emergencias local o llame al 911. Otros síntomas como la dificultad para respirar, náuseas, mareos y aturdimiento junto con una opresión significativa en el pecho serían otra indicación de que debe acudir a su departamento de emergencias local o llamar al 911.

84. ¿Qué debo hacer si tengo escalofríos con o sin fiebre?

Los escalofríos ocurren cuando su cuerpo se sacude o tiene temblores, y tiene una contracción involuntaria de los músculos en respuesta a las fluctuaciones en la temperatura corporal. Si empieza a tener escalofríos debe tomarse la temperatura, luego debe llamar a su cirujano o a su equipo de proveedores y hablarles de esto. Aunque los escalofríos pueden ser de naturaleza benigna, también podrían indicar que se ha desarrollado una infección en su cuerpo, tal como una infección en el sitio de la cirugía, infección del tracto urinario, neumonía, o infección en la sangre(sepsis).

85. ¿Cuánto tiempo debo esperar para poder viajar en avión después de mi cirugía?

Después de la esofagectomía, hay preocupación de que en el período posoperatorio inmediato los viajes aéreos podrían hacerle más propenso a afecciones llamadas neumotórax y neumomediastino. Las cuales son afecciones en las que cierta cantidad de aire queda atrapado fuera del pulmón o alrededor del corazón. Ambas condiciones pueden ser algo peligrosas. Los viajes aéreos causan un aumento de presión dentro de los pulmones, lo que puede dañar los tejidos que curan en los pulmones y alrededor del corazón. Se desconoce cuánto tiempo debe esperar un paciente antes de volver a viajar en avión después de una esofagectomía y cada cirujano tendrá su propia opinión sobre esta pregunta. Su cirujano probablemente le pida esperar de 2 a 6 semanas para volar de manera segura después de su esofagectomía

86. Tengo tos después de las comidas, ¿por qué ocurre esto y qué puedo hacer para corregirlo?

Toser después de las comidas es una indicación de que puede estar aspirando (inhalando) algún contenido en su tracto gastrointestinal hacia sus pulmones. La cirugía del esófago es un factor que le predispone a la aspiración. Esto es como cuando tiene comida o agua "quebaja por el tubo equivocado" y le causa tos. Debe sentarse derecho en una silla cuando coma todas las comidas. Hable con su cirujano y con su equipo de proveedores sobre este problema si experimenta tos después de las comidas. Pueden darle recomendaciones que pueden ser comer con la barbilla hacia el pecho, evitar ciertos tipos de alimentos, como líquidos ralos; o incluso remitirle a un patólogo del habla para que trabaje en su deglución.

87. Siento hormigueo cuando toco mis incisiones, ¿es esto normal?

Es común tener entumecimiento, hormigueo o dolor en o cerca de las incisiones como resultado de la irritación de los nervios. Esto por logeneral se resuelve en gran medida o por completo en el transcurso de varias semanas después de la operación.

88. Si llego a tener tos,¿qué debo hacer?

Una tos seca puede desarrollarse como parte de la recuperación de su cirugía y generalmente se resuelve con el tiempo. Si la tos le produce flema con coloración y / o está asociada con una temperatura superior a 101.5 °F, debe informar al consultorio de su cirujano.

89. ¿Qué es una hernia incisional?

Una hernia incisional es un área de debilidad en la capa interna de la pared abdominal debido a una curación inadecuada. Esto forma un abultamiento, especialmente cuando se esfuerza o tose. Puede requerir una reparación dependiendo del tamaño y de los síntomas que se le asocien. Si cree que puede tener una hernia, llame o hágale saber a su cirujano en una de sus visitas de seguimiento.

90. ¿Qué es la hidratación y qué importancia tiene en mi proceso de recuperación?

La hidratación es el proceso de tomar líquidos, y es importante por muchas razones. Primero, la hidratación adecuada es necesaria para mantener una buena presión arterial y llevar el flujo sanguíneo a todos sus órganos vitales. En segundo lugar, tomar suficiente líquido ayuda a tragar y a digerir. Por último, beber líquidos de manera adecuada le ayuda a evitar el estreñimiento, particularmente mientras se recupera de su cirugía si está tomando narcóticos. Buenas fuentes de hidratación son el agua, jugo y bebidas electrolíticas como Gatorade o cualquier otra bebida similar. Evite los productos con cafeína como su única fuente de consumo de líquidos.

91. Tengo la boca seca, ¿qué debo hacer?

La boca se le puede poner seca por varias causas. Siendo la más común por deshidratación, de modo que debe beber muchos líquidos. Si usa oxígeno en casa, asegúrese de que esté humidificado, ya que puede causar resequedad en sus fosas nasales y orales. Algunos medicamentos están asociados con la boca seca, así que consulte con su médico.

92. Tengo problemas para orinar, ¿qué debo hacer?

Hay muchos tipos de problemas para orinar, incluyendo la dificultad para iniciar el flujo de orina, incontinencia, orinar con frecuencia, ardor al orinar, o la incapacidad para desocupar su vejiga por completo. Debe llamar a su médico y explicar cuál es la dificultad.Una vez más, la orina poco frecuente y concentrada puede ser el resultado de una deshidratación, por lo que es crucial beber líquidos de manera adecuada. La frecuencia al orinar, el ardor y la orina maloliente pueden indicar una infección urinaria

93. Tengo entumecimiento y hormigueo en las manos y en los pies, ¿qué debo hacer?

El entumecimiento y el hormigueo de las extremidades pueden ser por una serie de causas. Si yaestaba recibiendo quimioterapia antes de la cirugía y tiene entumecimiento y hormigueo en ambos lados de su cuerpo y estos son anteriores a su operación, puede ser un efecto secundario de sus medicamentos de quimioterapia, y debe comunicarse con su médico oncólogo. Si los síntomas están solo en un lado, entonces puede estar relacionado con su posición durante su operación, y debe ponerse en contacto con el consultorio de su cirujano. Si el entumecimiento y el hormigueo se relacionan con frialdad de la extremidad y descoloración de la piel, comuníquese con su médico de inmediato.

94. Sigo teniendo reflujo cuando duermo, ¿qué debo hacer?

Tener reflujo después de la cirugía de cáncer de esófago es común porque los esfínteres normales (barreras musculares para el reflujo) se han desactivado, y la gravedad juega ahora un papel más importante en la evacuación del tracto digestivo superior. Hay muchas cosas que puede hacer para limitar el reflujo mientras duerme. Primero, evite comer o evite las comidas cerca de la hora de acostarse. En segundo lugar, evite acostarse de forma plana mientras duerme y asegúrese de que la cabecera de su cama esté elevada a 30°. Esto se logra mejor colocando una almohada inclinada debajo de la cabecera de su cama; la puede comprar en cualquier tienda de equipos médicos.

95. ¿Cuánto tiempo debo esperar para volver a conducir un automóvil, cuando regrese a casa?

La curación completa generalmente toma de 4 a 6 semanas después de la cirugía. Una buena regla general con respecto a conducir un automóvil o realizar cualquier actividad que requiera períodos de concentración y buenos reflejos es dedicarse a ello una vez que ya no esté tomando más analgésicos narcóticos por un día completo. Sobre todo, use el sentido común y no intente conducir si todavía tiene dolor o fatiga intensa durante todo el día.

CONCLUSIÓN

"Haga de donde se encuentre un lugar
mejor porque usted está ahí"

Esta guía es un trabajo en desarrollo. Esperamos que los temas que se plantean y se tratan en esta guía le ayuden a medida que avanza en su proceso de recuperación. El objetivo de este trabajo es ayudarle y esperamos pueda reducir parte de la ansiedad y la preocupación que pueda tener cuando encuentre algún problema en su proceso de recuperación.

Si experimenta un problema que no se cubra en esta guía, le pedimos que nos informe de tal problema y de lo que haya hecho para afrontar y superar el problema. Por favor, envíenos un correo electrónico a info@fightec.org o escríbanos a ECEF, POBOX 821, Manalapan NJ 07726.

Preguntas frecuentes

Hemos captado algunas preguntas y respuestas frecuentes. Le pedimos que consulte estas respuestas con su médico antes de implementarlas.

96. ¿De qué manera puedo hacer llegar al público el mensaje de que esta enfermedad existe?

ECEF tiene un programa llamado Family Awareness Program (Programa de Concientización Familiar) en el cual usted cuenta con la ayuda de ECEF para escribir una carta a toda su familia, amigos y socios comerciales informándoles sobre esta enfermedad y explicándoles que deben estar conscientes de síntomas tales como la acidez estomacal, fumar o beber en exceso.

97. ¿Dónde puedo encontrar ayuda mientras atravieso este proceso?

La primera llamada debe ser a su médico ypreguntarle sobre las inquietudes que pueda tener. Si se trata de una pregunta sobre la calidad de vida puede contactar a la Fundación para la Educación sobre el Cáncer de Esófago (ECEF por sus siglas en inglés) la cual proporciona una variedad de servicios que puede aprovechar y que le ayudarán durante su proceso de recuperación. Visite nuestro sitio web www.fightec.org y haga clic en el botón SERVICIO y pueda ver lo que ofrecemos, todo sin costo para usted.

98. ¿Cómo debo vivir el resto de mi vida?

En pocas palabras, un día a la vez. Cada día puede ser una experiencia positiva, deberá enfocarse en ese aspecto y vivir cada día al máximo.

99. ¿Qué refranes debo leer para ver si encuentro alguno que se adapte a mis necesidades?

Hemos mencionado a lo largo de esta guía varios dichos y refranes que puede leer y recordar cada día a medida que continúa en su travesía. A veces, cuando piensa en una pregunta sin respuesta, puede recordar uno de estos dichos y decirlo como respuesta cada vez que aparezca esa pregunta. La gente pregunta si nosotros pensamos en las recurrencias y les decimos que casi todos los días, cuando me preguntan qué hago o cómo respondo les digo "Dios se está en mi lado derecho y no hay nada que Él y yo juntos no podamos manejar".

Esperemos que uno de estos pueda servirle en algún momento difícil:

- *Deténgase y huele las rosas*
- *Haga de donde se encuentre un lugar mejor porque usted está ahí.*
- *Mi vida es un regalo de Dios y lo que hago con esa vida es mi regalo para Él.*
- *La vida es preciosa, disfrutede cada momento.*
- *Coma para vivir y no viva para comer.*

100. ¿Cómo le ha parecido esta guía?

Le pedimos que nos ayude a mejorar esta guía para los pacientes y cuidadores que la lean en el futuro. Si ha encontrado algún problema que no aparezca en esta guía, escríbanos a info@figtec.org y comparta el problema y lo que ha tenido que hacer para superar ese problema. Si ha experimentado problemas que aparecen en esta guía con un resultado que le gustaría compartir con nosotros, le pedimos que lo comparta con nosotros escríbanos a info@ fightec.org. Ciertamente agradecemos su opinión sobre esta guía y le deseamos sólo experiencias positivas a medida que continúe la travesía en su proceso de recuperación.